INVENTAIRE
S 25,722

MÉMOIRE

SUR LA PRODUCTION ARTIFICIELLE

DES MONSTRUOSITÉS

DANS L'ESPÈCE DE LA POULE,

Par M. Camille DARESTE.

* * *

LILLE,

IMPRIMERIE DE L. DANEL, GRAND'PLACE.

1862

DÉPÔT LÉGAL
Nord
N° 12
1863

MÉMOIRE

SUR LA PRODUCTION ARTIFICIELLE

DES MONSTRUOSITÉS

DANS L'ESPÈCE DE LA POULE.

BIBLIOTHÈQUE IMPÉRIALE

MÉMOIRE

SUR LA PRODUCTION ARTIFICIELLE

DES MONSTRUOSITÉS

DANS L'ESPÈCE DE LA POULE,

Par M. Camille DARESTE.

LILLE,

IMPRIMERIE DE L. DANEL.

1862.

1863

MÉMOIRE

SUR LA PRODUCTION ARTIFICIELLE

DES MONSTRUOSITÉS

DANS L'ESPÈCE DE LA POULE.

J'ai, dans trois mémoires publiés dans les *Annales des sciences naturelles*, fait connaître aux physiologistes les premiers résultats de mes travaux sur la production artificielle des monstruosités.

Cette question si importante pour la physiologie animale a été, en 1826, l'objet d'un célèbre mémoire de Geoffroy-Saint-Hilaire. Mais, dans ce travail, Geoffroy-Saint-Hilaire, après avoir posé la question et montré par quelques faits très-curieux qu'elle est susceptible d'une solution expérimentale, n'a pas été plus loin et s'est contenté d'indiquer à ses successeurs une voie de recherches qu'il avait brillamment ouverte. Plusieurs embryogénistes ont fait, en France et en Angleterre, un certain nombre d'essais dans cette direction. Je puis citer à cet égard, en France, Bonnemain, Prévost et Dumas, Gaspard; en Angleterre, Pâris et Allen Thomson. Mais tous ces auteurs, qui ont fait, à ce qu'il paraît, de nombreuses expériences, n'ont publié aucun des résultats qu'ils ont obtenus, et n'ont point indiqué les procédés dont ils se sont servis pour obtenir ces résultats ; ils se sont bornés à dire qu'il était possible d'obtenir des monstruosités, en modifiant plus ou moins les conditions physiques de l'incubation normale.

La question était donc presque entièrement neuve lorsque j'ai entrepris, il y a une dizaine d'années, d'en faire le sujet de mes études.

Avant d'indiquer les résultats de mes recherches, je dois donner quelques indications sur les instruments dont je me suis servi.

On ne peut changer les conditions normales de l'incubation qu'en se servant de l'incubation artificielle. Comme la disposition même des appareils d'incubation artificielle peut avoir une grande influence sur la nature des résultats obtenus, il importe d'indiquer tout d'abord les systèmes des machines d'incubation que j'ai employées dans mes expériences.

J'ai mis en usage dans mes expériences deux machines d'incubation : la première est celle de M. Vallée, gardien de la ménagerie des reptiles au Muséum d'histoire naturelle, et qui est bien connue de tous les physiologistes qui s'occupent d'embryogénie ; la seconde est une machine que j'ai construite d'après des dessins qui m'ont été fournis par M. Forney, professeur libre d'horticulture.

Le constance de la température, première et indispensable condition de tout appareil d'incubation artificielle, est obtenue dans ces deux machines à l'aide d'une circulation d'eau chaude, comme Bonnemain l'avait indiqué au siècle dernier. Mais c'est là, à peu près, la seule ressemblance qui existe entre ces deux machines. Je ne décrirai point ici la machine de M. Vallée, qui est aujourd'hui bien connue de tout le monde. Je dirai seulement que, dans cette couveuse, les œufs sont placés dans un tiroir dont l'air est échauffé par en haut et par en bas ; il en résulte que les œufs sont plongés dans un milieu dont la température est, sinon mathématiquement, du moins sensiblement égale dans toutes ses parties. Cette disposition de l'appareil est peut-être un inconvénient dans son emploi. De plus, l'air dans lequel les œufs sont plongés s'y dessèche avec une très-grande rapidité. Il en résulte que très-souvent l'embryon vient se coller contre les parois de la coquille, ce qui le fait très-promptement périr. J'ai perdu par cette cause un grand nombre d'embryons, et je n'ai pu la faire disparaître qu'en ayant soin d'entretenir dans la couveuse des éponges mouillées ou de petites cuvettes pleines d'eau, qui rendaient constamment à l'air, par l'évaporation dont elles étaient le siége, la quantité d'eau qu'il perdait incessamment.

La couveuse de M. Forney diffère très-notablement de celle de M. Vallée, en ce que les œufs s'y développent à l'air ordinaire. Ils sont simplement appliqués par leur partie supérieure, celle où se place le germe au début de l'incubation, contre des tubes cylindriques de verre, dans lesquels circule l'eau chaude, et ne sont, par conséquent, en contact avec la chaleur qui détermine les phénomènes de l'incubation que par un point de leur surface. Le reste de l'œuf repose sur une pièce de flanelle et est recouvert par une couverture de laine.

Ces conditions reproduisent beaucoup plus exactement les conditions de l'incubation naturelle à l'aide de la poule, où le foyer de chaleur, qui est constitué par le corps de la poule, n'est en contact avec les œufs que par quelques points de leur surface. Une couveuse ainsi disposée m'a paru, dans mes expériences, donner des résultats bien préférables à ceux de la couveuse Vallée.

Toutefois, il y a dans l'une et l'autre de ces machines un grand inconvénient qui résulte de la difficulté que l'on éprouve à obtenir une température invariable. Que l'on emploie des lampes à huile, comme je l'ai fait à Paris, ou des becs de gaz, comme je le fais à Lille, je me suis toujours trouvé en présence de la difficulté qui consiste à obtenir cette invariabilité de température. Je pense toutefois que cette difficulté n'est pas insurmontable, et que j'arriverai prochainement à me procurer des régulateurs qui me permettront d'obtenir avec mes becs de gaz une température constante. Mais je dois ici rappeler ce point, parce qu'il n'est pas impossible que les inégalités de température qui se sont manifestées dans mes appareils aient exercé une certaine influence sur la nature des résultats que j'ai obtenus. Je n'ai pu jusqu'à présent déterminer l'étendue de l'influence exercée par cette cause spéciale. Je suis d'ailleurs très-porté à croire que les diverses espèces de monstruosités ne sont point déterminées par des causes spécifiques et que les causes extérieures qui modifient le développement de l'embryon agissent seulement en déterminant une perturbation, une perversion dans la direction normale du développement.

C'est un point que je parviendrai, je l'espère, à éclaircir d'une manière complète, quand il me sera possible d'avoir de bons régulateurs de la température.

Un autre appareil dont je me suis servi, et qui m'a rendu de très-grands services dans mes expériences, a été un petit appareil construit par M. Carbonnier, et qui sert au mirage des œufs. J'ai pendant longtemps cherché à mirer les œufs en les regardant au soleil ou à une lumière artificielle, mais ce mode de mirage ne m'avait exactement rien donné, ce qui tient probablement à la nature même de ma vue, car je tiens de diverses personnes que le mirage des œufs est généralement chose facile. L'appareil de M. Carbonnier, qui consiste dans un tube noirci à l'intérieur, et à l'aide duquel on peut regarder l'œuf placé sur le trajet de la lumière provenant d'une lampe ou d'un bec de gaz, m'a permis au contraire d'éclairer plus ou moins complètement l'intérieur de l'œuf. J'ai pu par ce moyen constater très-facilement, au bout des premiers jours de l'incubation, l'existence de l'embryon et celle de l'aire vasculaire; j'ai pu reconnaître les mouvements de l'embryon et constater, par conséquent, s'il était en vie; j'ai constaté l'existence de l'allantoïde; j'ai pu même, dans certains cas, diagnostiquer des faits anormaux, tels que le changement de position de l'embryon ou l'ectopie du cœur.

Assurément, je ne prétends pas que cet appareil donne toujours des résultats certains, et que, par conséquent, on puisse se confier aveuglément aux indications qu'il fournit. Mais il m'a donné, dans le plus grand nombre de cas, des indications suffisamment exactes pour me permettre d'ouvrir l'œuf très-peu de temps après la mort de l'embryon. Il en est résulté pour moi la possibilité d'utiliser pour mes études un grand nombre de faits qui jusqu'alors m'échappaient plus ou moins complètement.

La production d'une anomalie dans l'embryon de la poule diminue considérablement sa viabilité et empêche, par conséquent, l'embryon d'atteindre l'époque de l'éclosion; d'autre part, les modifications que j'introduis dans les conditions normales de l'incubation sont elles-mêmes, dans beaucoup de cas, une condition de mort pour l'embryon avant qu'il ne sorte de la coquille. Tant qu'il ne m'a pas été possible d'éclairer pour mes yeux l'intérieur de l'œuf, je n'avais aucun moyen de constater la mort de l'embryon et j'étais obligé d'ouvrir mes œufs au hasard. Lorsque l'embryon avait déjà péri depuis plusieurs jours, il était souvent dans un tel état de décomposition qu'il ne se prêtait point ou du moins qu'il ne se prêtait que très-difficilement à l'étude. Cela m'a fait perdre l'occasion d'étudier un certain nombre d'anomalies qui auraient été très-curieuses pour moi. D'autre part, il m'est arrivé plusieurs fois de rencontrer des monstres vivants, et de ne pouvoir, par conséquent, les suivre jusqu'à la dernière phase de développement que ces monstres auraient atteinte s'ils avaient continué à vivre. Depuis que j'ai entre les mains l'appareil de M. Carbonnier, j'ai pu utiliser pour mes études presque toutes les anomalies qui se sont produites dans mes expériences.

Ces indications étaient nécessaires pour faire apprécier les conditions dans lesquelles je me suis placé pour obtenir les résultats qui font le sujet de ce mémoire.

Les procédés dont je me suis servi pour modifier les conditions de l'incubation ont consisté, d'une part, dans la position verticale que je donnais aux œufs, d'autre part, dans l'application partielle d'une couche d'huile sur leur surface.

Ces deux moyens avaient été employés avant moi par Geoffroy-Saint-Hilaire ; mais cet illustre savant n'avait tiré de leur emploi que quelques résultats tout à fait insuffisants. J'ai pu aller beaucoup plus loin que lui, quoique je sois encore bien loin d'avoir épuisé la question, et surtout d'en avoir tiré tout ce qu'elle est susceptible de nous donner.

L'emploi de ces deux procédés m'a d'ailleurs donné des résultats de diverse nature, et qui montrent bien que si nous arrivons à produire artificiellement des monstruosités, nous ne savons pas cependant quelles sont les causes physiques ou physiologiques qui entrent alors en jeu. En effet, j'ai vu dans mes expériences trois sortes de résultats se produire ; tantôt il n'y a pas eu de formation d'embryon, tantôt l'embryon s'est formé et s'est développé d'une manière régulière, tantôt enfin il s'est produit des anomalies.

Il serait fort intéressant à coup sûr, pour la recherche et la détermination des causes, d'indiquer la proportion relative de ces trois sortes d'événements, c'est-à-dire de dresser une statistique des résultats de mes expériences. Mais je n'ai pas tardé à reconnaître qu'un pareil travail contiendrait des causes d'erreurs en si grand nombre qu'il ne nous permettrait pas de donner une approximation, même éloignée, de la vérité.

En effet, nous ne possédons encore, du moins à ma connaissance, aucun moyen pour reconnaître si la cicatricule de l'œuf a reçu ou non l'influence de la fécondation. Toutes les fois que j'ai obtenu un résultat purement négatif, il y a donc lieu de se demander si l'œuf était clair ou s'il ne l'était pas. Peut-être quelque jour serai-je en mesure de résoudre cette question en constatant, d'après l'examen de la cicatricule, l'existence de la fécondation; mais jusqu'à présent je ne connais aucun moyen certain d'effectuer cette distinction.

D'autre part, j'ai été pendant longtemps, au début de mes études sur ce sujet, dans l'impossibilité de distinguer toujours ce qui est normal de ce qui anormal. Certainement aujourd'hui je fais mieux cette distinction; et j'ai étudié un assez grand nombre d'embryons pour pouvoir le plus ordinairement faire cette différence. Mais cependant il y a encore un certain nombre de cas où cette distinction est fort difficile, je dirai même impossible, parce que les conditions de l'état normal ne nous sont pas toujours connues d'une manière parfaitement exacte; ce qui résulte d'ailleurs de ce fait qu'il n'y a pas entre l'état normal et l'état anormal de limite nettement tranchée, et que ces deux états passent de l'un à l'autre par des transitions insensibles. De plus, il faut encore faire observer que cette distinction est dans beaucoup de cas d'autant plus difficile à faire que l'anomalie porte non pas sur une modification anatomique, c'est-à-dire sur une condition oculairement appréciable, mais sur la permanence, au delà d'une époque déterminée, de certains états organiques, ou, en d'autres termes, sur ce que l'on appelle *un arrêt de développement*.

Toute appréciation numérique des résultats obtenus par moi serait donc ici une déception ou un leurre : c'est pourquoi je laisserai entièrement de côté ces sortes de considérations et je n'entrerai point dans la recherche des causes, qui me paraît être encore aujourd'hui dans une région tout à fait inaccessible aux investigations directes de la science. Il en est, en effet, de la cause des monstruosités exactement comme de la cause des maladies. Qu'un certain nombre d'hommes soient simultanément soumis à l'influence des effluves paludéennes, il n'y en aura ce-

pendant qu'une partie chez lesquels l'intoxication se manifes-
tera. De plus, parmi les hommes qui deviendront malades, l'intoxication revêtira des formes différentes. Il en est de même dans
la production artificielle des monstruosités : là aussi la cause
extérieure qui exerce son influence sur l'embryon ne produira
pas toujours d'action ; ou lorsqu'elle agira d'une manière effi-
cace, ses effets, c'est-à-dire les monstruosités auxquelles elle
donne lieu, seront très-divers. Ce qui revient à dire que dans
l'étiologie des anomalies comme dans celle des maladies, il faut
tenir compte non seulement de la cause extérieure, univoque,
qui agit sur les organismes, mais encore de toutes les particularités individuelles, de toutes les *idiosyncrasies* que ces organismes peuvent présenter et qui, dans le plus grand nombre des
cas, ne deviennent évidentes pour nous que lorsqu'elles se manifestent par des troubles fonctionnels ou par des perversions
de l'organisation.

Je ne prétends pas cependant, en m'exprimant ainsi, jeter
aucune défaveur sur la recherche des causes en tératologie
comme en médecine. Je crois, au contraire, que la physiologie
ne saurait aborder de plus belles ni de plus utiles questions ; et,
dans le cas particulier qui m'occupe ici, je dois rappeler que
la recherche des causes des anomalies a toujours été le but de
mes études. Mais il faut, dans la recherche de ces causes, tenir
compte d'un nombre très-grand d'éléments divers dont beaucoup
nous sont encore inconnus, et qui, cependant, exercent une
influence plus ou moins grande sur la production du résultat
définitif. Quand j'aurai encore pendant quelques années répété
et multiplié mes expériences dans les conditions les plus diverses, il me deviendra peut-être possible de reconnaître l'existence
de certaines causes de la monstruosité ainsi que leur mode
d'action. Pour le moment, toute tentative de ce genre serait
prématurée.

Mais si l'étude même des causes doit être actuellement écartée, nous pouvons cependant étudier les effets que produisent ces causes inconnues : en d'autres termes nous pouvons étudier les diverses monstruosités que j'ai obtenues par les procédés que j'ai signalés plus haut, et constater la succession des divers faits qui se sont produits dans la formation de ces anomalies. Nous savons, en effet, que dans le développement d'un animal, dans cette série d'états qui se manifestent depuis la première apparition de l'embryon jusqu'au moment où se constitue l'animal adulte, les divers événements physiologiques s'enchaînent entre eux de telle façon que chacun est la conséquence de ceux qui le précèdent, et la cause déterminante de ceux qui le suivent. Il en est de même dans le développement anormal. Là aussi tous les événements tératologiques se suivent comme les anneaux d'une chaîne qu'il est possible de dérouler et avec laquelle on peut remonter jusqu'au premier anneau. C'est là surtout que réside l'intérêt de mes expériences, car mes observations me donnent actuellement l'espoir de pouvoir faire connaître tous les anneaux qui constituent la chaîne des développements de chaque espèce de monstruosité, depuis le premier fait tératologique qui a servi de point de départ. Or, jusqu'à présent, les savants qui se sont occupés de l'étude des monstruosités ne les ont étudiées que dans leur état définitif, et s'ils ont cherché à connaître les états organiques qui précèdent cet état définitif, ils ne l'ont fait que par voie d'hypothèse, et en cherchant à retrouver dans l'étude des faits actuels la trace des faits passés.

Les recherches que j'ai faites me montrent actuellement la possibilité d'observer directement la formation des monstres et d'arriver, par conséquent, à combler une lacune de la tératologie.

J'ai déjà, il y a plus d'un an, dans un travail inséré dans les *Annales des sciences naturelles*, décrit trois cas d'exencéphalie que j'avais obtenus artificiellement. J'ai décrit ces faits, fort

immédiatement le vitellus, et sur l'un des côtés par l'amnios. L'allantoïde, qui se présente alors sous la forme d'une petite vessie, s'élève vers le feuillet séreux et vient s'appliquer immédiatement contre la paroi interne de la coquille. Puis, l'allantoïde s'étale peu à peu au-dessous de la coquille, en se dirigeant d'abord vers le pôle obtus de l'œuf, celui qui contient la chambre à air. Mais pour qu'un pareil événement puisse se produire, il faut de toute nécessité que le passage entre l'amnios et l'enveloppe séreuse soit parfaitement libre ; en d'autres termes, il faut que le pédicule amniotique ait disparu ; autrement l'allantoïde se dirige primitivement vers la pointe de l'œuf. Or j'ai constaté plusieurs fois dans mes expériences, lorsque je plaçais l'œuf dans une position verticale, la pointe en haut, que l'allantoïde se dirigeait vers la pointe de l'œuf, et que ce n'était que tardivement qu'elle venait gagner le pôle obtus. Ce fait est d'autant plus remarquable que j'ai constaté quelque chose d'analogue dans mes expériences sur le vernissage partiel des œufs, expériences dans lesquelles j'ai vu l'allantoïde se diriger primitivement vers la pointe de l'œuf au lieu d'aller gagner le pôle obtus de la chambre à air. J'ai pendant longtemps été dans une très-grande incertitude relativement à la cause de ce curieux phénomène du déplacement de l'allantoïde. J'ai tout lieu de croire aujourd'hui que la cause de ce phénomène est purement mécanique et qu'elle tient uniquement à la permanence au-delà de l'époque ordinaire du pédicule amniotique. Il y a là, dans l'embryogénie du poulet, un point qui n'a pas été suffisamment éclairci. M. Jacquart, dans son beau travail sur la formation de l'amnios, signale l'existence du pédicule amniotique au commencement du neuvième jour de l'incubation, tandis que les auteurs qui, avant M. Jacquart, ont étudié la formation de l'amnios, indiquent cette disparition comme beaucoup plus hâtive. Je n'ai pas pour le moment les éléments d'après lesquels je pourrais fixer l'époque précise de cette disparition , mais je dois indiquer ce fait, que j'ai, dans mes expériences, constaté très-souvent la permanence du pédicule amniotique bien au-delà de l'époque fixée par les auteurs. Et même, depuis que mon attention a été spécialement appelée sur ce point, j'ai presque toujours rencontré le pédicule amniotique dans les environs du huitième jour, ainsi que M. Jacquart l'a indiqué. Mais cette permanence du pédicule amniotique est-elle un fait normal ou un événement tératologique? Comme je n'ai jusqu'à présent étudié que des embryons placés dans des conditions anormales , il ne m'est pas possible de décider la question. Je suppose cependant que cette permanence du pédicule amniotique est un fait anormal et qu'elle se lie , comme je l'ai dit plus haut, avec les changements de position de l'allantoïde. C'est un fait que je compte étudier plus en détail dans un travail ultérieur.

Ainsi, comme on le voit , l'étude des embryons développés dans des œufs que je soumettais à l'incubation dans la situation verticale, m'a donné quelques résultats: mais la question est loin d'être épuisée. J'en ai dit toutefois suffisamment pour prouver que la question est fort complexe, et pour montrer comment les physiologistes qui ont étudié cette question sont arrivés à des résultats très-divergents. C'est ainsi que Réaumur, dans son ouvrage sur l'incubation artificielle , a vu l'embryon se développer aussi facilement dans la position verticale que dans la position horizontale. D'autre part , M. de Baer n'a vu presque jamais les embryons se développer dans cette position. Enfin c'est en faisant incuber des œufs dans une situation verticale que Geoffroy Saint-Hilaire a obtenu plusieurs des monstruosités artificielles qu'il a décrites dans son mémoire. Tout récemment un physiologiste allemand, M. Liharzik , est arrivé à d'autres résultats en faisant couver les œufs verticalement: il dit avoir constaté des inégalités très-remarquables de développement entre la tête et le reste du corps, chez les poulets

BIBLIOTHÈQUE IMPÉRIALE — IMPR.

provenant d'œufs couvés dans la position verticale. Dans cette condition l'embryon se place, au bout de quelques jours d'incubation, dans une situation telle que son grand axe est parallèle au grand axe de l'œuf: il en résulte que la tête est tantôt à l'extrémité supérieure et tantôt à l'extrémité inférieure de l'œuf. Or, d'après M. Liharzik, dans le premier cas, le développement de la tête serait relativement plus considérable que celui du corps, tandis que, dans le second cas, c'est l'inverse qui aurait lieu. Je ne sais pas ce qu'il y a de vrai dans l'assertion de M. Liharzik, dont je ne connais les travaux que depuis la fin de mes expériences: tout ce que je puis dire, c'est qu'un fait de cette nature qui, par les conditions mêmes où il se produit, doit être très-facile à voir, ne m'a jamais frappé dans mes expériences. Je ne manquerai pas d'ailleurs de chercher à le vérifier lorsque je reprendrai mes études sur ce sujet.

En résumé, ce qui résulte des expériences de Réaumur, de M. de Baer, de Geoffroy Saint-Hilaire, de M. Liharzik et des miennes, c'est que la position verticale des œufs pendant l'incubation n'est point un obstacle absolu au développement de l'embryon; que le développement peut se faire complètement, et l'embryon atteindre l'époque de l'éclosion, mais que cependant cette position insolite est beaucoup moins favorable que la position horizontale au développement de l'embryon; que dans les œufs placés verticalement, beaucoup d'embryons périssent de très-bonne heure, vers l'époque de la formation de l'allantoïde, époque qui, d'après toutes mes observations, me parait être une époque critique dans la vie embryonnaire; enfin, que cette position peut, dans certains cas, changer les conditions du développement normal, et devenir l'origine d'un certain nombre de monstruosités.

Je passe maintenant à la description des résultats que j'ai obtenus en recouvrant une moitié de l'œuf avec une couche d'huile.

Je dois rappeler, à ce sujet, les faits que j'ai constatés dans un de mes précédents mémoires. J'ai prouvé que l'application d'huile ou d'une substance grasse quelconque sur la coquille d'un œuf en détruit presque entièrement la porosité, tandis que les vernis ne font que diminuer la porosité de la coquille, fait d'une très-grande importance au point de vue tout spécial qui m'occupe ici, puisque les matières grasses et l'huile possèdent seules la propriété de rendre la coquille de l'œuf imperméable à l'air extérieur.

J'avais déjà fait, au début de mes études sur cette question de la formation des monstres, beaucoup d'expériences en vernissant partiellement les œufs. Ces expériences m'ont donné quelques résultats que j'ai publiés dans mon premier mémoire. Mais comme dans ces expériences je me servais de vernis, je n'atteignais mon but que d'une manière incomplète ; aussi ces expériences m'avaient-elles donné peu de résultats relativement à la formation des monstruosités. L'application de l'huile sur les œufs m'a donné des résultats beaucoup plus nombreux et beaucoup plus remarquables, comme d'ailleurs la théorie le faisait prévoir.

Dans ces expériences, j'ai couvert d'huile une moitié de la coquille parallèlement au grand axe, ou, quelquefois, j'ai entouré la coquille par une couche annulaire d'huile également disposée parallèlement à son grand axe. Je n'ai que très-rarement appliqué la substance imperméable aux extrémités de l'œuf pour ne pas compliquer la question du fait du déplacement de l'allantoïde, signalé dans mon premier mémoire.

En agissant ainsi, je diminuais de moitié l'étendue de la surface par laquelle l'air peut pénétrer dans l'œuf. On conçoit donc facilement que ces conditions nouvelles aient dû amener des modifications profondes dans l'organisation de l'embryon et dans ses phénomènes physiologiques. Aussi je n'ai jamais pu amener au terme de l'incubation les embryons contenus dans les œufs que je soumettais à l'incubation après avoir recouvert d'une couche d'huile la surface de leur coquille. L'embryon normal ou anormal a toujours péri à l'époque où l'allantoïde s'étend sur toute la face intérieure de la coquille pour former l'organe respiratoire de l'embryon, et il périt parce que l'allantoïde ne s'étend pas dans toute cette partie de la coquille qui a été graissée avec de l'huile.

Il résulte de ces faits que l'asphyxie doit être la cause de la mort dans les conditions anormales où j'ai placé mes œufs dans ces expériences d'incubation. L'examen de mes embryons m'a montré, en effet, que les choses se passent réellement ainsi. J'ai vu souvent, lorsque l'embryon était sur le point de mourir, le sang prendre cette teinte brune qui caractérise le sang veineux ; j'ai vu également, et sur les embryons qui allaient mourir, et sur les embryons déjà morts, de nombreuses congestions pouvant occuper tous les organes, et même, dans certains cas, ces congestions s'accompagnaient d'hémorrhagie. Certaines parties du corps paraissent même être le lieu d'élection de ces hémorrhagies. Tel est, par exemple, à la région céphalique, l'intervalle qui sépare les parois de la tête des diverses vésicules cérébrales. Tel est aussi l'amnios dont la sérosité, qui est ordinairement parfaitement limpide, devenait assez souvent sanguinolente par suite d'un mélange de sang épanché.

Dans tous ces embryons qui avaient ainsi péri par asphyxie, j'ai constaté un fait très-curieux et qui, à ma connaisance du moins, n'a jamais été signalé comme phénomène accompagnant la mort : c'est une dilatation énorme de la région auriculaire du cœur, qui est distendue par une accumulation considérable de sang dans sa cavité : il m'est même arrivé de rencontrer ce sang à l'état de caillots. Cette dilatation de la région auriculaire, qui fait paraître cette région beaucoup plus volumineuse que la région ventriculaire, laquelle au contraire se vide au moment de la mort, est quelquefois tellement marquée qu'elle produit un déplacement du cœur, et que pendant longtemps, dans mes études, j'ai cru, lorsque je rencontrais de ces faits, me trouver en présence d'une ectopie véritable. Je me suis assuré, par de nombreuses observations, que cette dilatation de l'oreillette est un fait des derniers temps de la vie, que c'est un fait d'agonie, si l'on peut parler ainsi, et que, par conséquent, cette particularité physiologique, fort curieuse en elle-même, n'a aucun rapport direct avec la production des monstruosités. C'est un point que je signale aux recherches des physiologistes et des pathologistes : la dilatation des oreillettes ne s'observerait-elle point pendant les phénomènes encore si peu connus de l'agonie, et particulièrement dans les maladies qui s'accompagnent d'obstacles plus ou moins grands à la fonction de l'hématose ?

Toutefois l'asphyxie n'a pas toujours été la cause de la mort de mes embryons, dont la coquille était imperméable par moitié. Je les ai vus périr bien souvent avant que l'asphyxie ne devînt inévitable, et j'ai constaté que dans ces circonstances la mort pouvait tenir à une cause tout autre. Cette cause de mort est l'anémie. J'ai rencontré souvent des embryons vivants ou morts, et qui étaient plus ou moins complètement exsangues, qui, par conséquent, présentaient dans leur aspect un contraste très-frappant avec celui des embryons morts par asphyxie dont je parlais tout à l'heure. L'anémie peut, chez les embryons, aller jusqu'à un degré vraiment incroyable. J'ai vu, par exemple, un embryon vivant dont le sang était entièrement incolore, et tout à fait semblable à de l'eau. Toutefois l'examen microscopique m'a montré que ce liquide contenait encore en suspension un petit nombre de globules sanguins. La partie périphérique de l'aire transparente contenait encore un peu de sang rouge, à l'état de stagnation, mais il n'y avait rien de semblable dans toute la partie médiane, celle qui entoure l'embryon.

Bien que dans ce travail je doive surtout insister sur les résultats que j'ai obtenus en réservant pour des publications ulté-

2

rieures l'indication des nombreuses conséquences physiologiques qui en résultent , je ne puis pas cependant ne pas faire remarquer l'analogie très-grande que présentent ces faits avec les faits analogues observés si souvent chez les nouveau-nés dans l'espèce humaine. L'état de mort apparente des nouveau-nés qui est fréquemment un obstacle à l'établissement de la première respiration , peut tenir en effet à des causes bien différentes , l'asphyxie et l'anémie, qui , toutes choses égales d'ailleurs , se présentent dans des conditions physiologiques tout à fait comparables à celles que j'ai signalées dans mes expériences.

Du reste , ces différentes conditions d'asphyxie et d'anémie que j'ai constatées dans mes expériences ne sont pas simplement la conséquence de l'application de l'huile sur une partie de la coquille; elles tiennent aussi, d'une manière bien évidente , aux monstruosités elles-mêmes, dans les cas où des monstruosités se sont produites. Et ici il importe , pour bien apprécier cette cause de mort chez les embryons monstrueux , de montrer comment dans l'embryon des oiseaux , les monstruosités , quant à leur développement , nous présentent des conditions tout à fait différentes de celles que nous rencontrons chez les mammifères. En effet , l'embryon d'oiseau , du moment où il commence à se former dans le blastoderme jusqu'à celui de l'éclosion , vit d'une vie complètement indépendante, et ne peut tirer sa nourriture que des éléments de l'albumine et du vitellus que contient la coquille de l'œuf. L'embryon des mammifères est, au contraire, dans des conditions beaucoup plus favorables: il se fixe aux parois de l'utérus, d'abord à l'aide des villosités du chorion , puis à l'aide du placenta, et il vit ainsi, jusqu'au moment de la naissance, d'une vie d'emprunt. Il résulte de cette différence physiologique une différence très-marquée dans la viabilité des monstres chez les mammifères et chez les oiseaux. En effet , la monstruosité, qui est, dans bien des cas, un obstacle à l'accomplissement des phénomènes physiologiques, est , par cela même, un obstacle à la vie des monstres. On comprend donc que dans les cas où l'embryon se développe d'une manière indépendante, la monstruosité puisse le faire périr de très-bonne heure, tandis que l'embryon monstrueux des mammifères, qui vit en parasite dans l'utérus, peut prolonger sa vie, dans beaucoup de circonstances, jusqu'à l'époque de la naissance, et, par suite de cette cause, continuer à s'accroître pendant toute la durée de la vie intra-utérine. Ces faits ont une très-grande importance, car ils nous expliquent les différences que l'on a signalées quant à la fréquence des monstruosités, et quant à la diversité des types monstrueux, entre les mammifères et les oiseaux. J'ai lieu de croire, contrairement à ce qui semblerait résulter des travaux publiés sur la monstruosité, que la fréquence des formations monstrueuses est plus grande chez les embryons à incubation extérieure que chez les embryons à incubation intérieure ; parce que les premiers sont soumis à des influences extérieures beaucoup plus variées que les seconds. Mais il arrive que dans les animaux à incubation extérieure l'embryon monstrueux périt de très-bonne heure, et ne peut arriver dans le plus grand nombre des cas jusqu'au moment de l'éclosion. Il en résulte qu'un très-grand nombre de faits passent complètement inaperçus, parce que les personnes qui font couver n'ont point la pensée d'aller étudier l'embryon des œufs dans lesquels il n'y a point eu d'éclosion et que d'ailleurs, au terme des 21 jours de l'incubation, l'embryon serait plus ou moins décomposé et putréfié, et ne présenterait plus à l'observateur que des traces indiscernables. C'est là ce qui explique comment, dans mes expériences, où j'ai presque toujours ouvert mes œufs du huitième au douzième jour de l'incubation, il m'a été possible d'observer un certain nombre de monstruosités qui ne figurent point dans les ouvrages tératologiques comme provenant des oiseaux.

Il résulte de ces considérations que si les études tératologiques que je fais sur les oiseaux, peuvent s'appliquer dans une cer-

taine mesure à la tératogénie des mammifères, il y a cependant
dans cette dernière classe des conditions toutes spéciales qui
restreignent à quelques égards les applications que j'aurais
voulu pouvoir faire de mes études tératologiques actuelles. La
production des monstres chez les mammifères devra donc former
le sujet d'un autre travail pour lequel je me suis déjà préparé.

Toutes ces considérations étaient nécessaires pour faire apprécier la valeur des résultats que j'ai obtenus, et dont je vais maintenant faire connaître les principaux, ceux que j'ai observés
d'une manière assez complète pour ne pas conserver de doutes
sur leur nature.

Mais avant de les étudier, je dois dire tout d'abord que je les
signale dans mon travail tels qu'ils se sont présentés à moi, et
sans faire intervenir aucune considération théorique. J'ai besoin
de faire cette réserve, car, dans une autre circonstance, lorsque
j'ai présenté à l'Académie, au mois d'août 1861, les premiers
résultats de mes travaux, j'avais cru pouvoir aller plus loin, et
déduire de mes observations certaines tentatives d'explication.
J'avais cherché à montrer que la monstruosité est, dans beaucoup de circonstances, le résultat d'un changement de position
de l'embryon par rapport au vitellus, puisque du troisième au
quatrième jour, sa position change. La tête se tourne d'abord sur
le tronc, de telle sorte qu'elle soit en rapport avec le vitellus
par le côté gauche ; puis ce mouvement de la tête est suivi par
un mouvement de tout le tronc qui vient peu à peu se placer en
entier sur le côté gauche à la suite de la tête. Or dans certaines
circonstances, ce mouvement ne se fait pas, ou ne se fait qu'incomplètement et seulement pour la tête. Dans d'autres cas le
mouvement se produit en sens inverse, c'est-à-dire que la tête
et le corps à sa suite, se tournent sur le côté droit. Comme ces
faits s'accompagnent très-souvent d'événements tératologiques,
j'avais pensé d'abord que cette coexistence indiquait un rapport
de cause à effet. Mais les nouvelles observations que j'ai faites,

cette année, me donnent lieu de croire que la question est beaucoup plus complexe que je ne l'avais cru tout d'abord, et que si les changements de position de l'embryon sont, dans certains cas, comme cela est incontestable pour moi, le point de départ de la formation de certaines anomalies, ils ne sont pas toujours cependant le fait primitif de la monstruosité, et sont eux-mêmes le résultat d'événements tératologiques antérieurs.

Toutefois, tout en laissant plus ou moins complètement de côté la recherche des causes, je dois cependant signaler un certain nombre de faits que j'ai très-fréquemment observés, et qui jouent très-probablement un grand rôle dans la formation des monstruosités, bien que je n'aie pu encore établir ce rôle avec une précision suffisante : ces faits consistent dans les arrêts de développement de l'amnios et dans la soudure de cette membrane soit avec le feuillet séreux, soit avec le feuillet vasculaire. Comme ces faits, les derniers surtout, se sont rencontrés un très-grand nombre de fois dans mes expériences, je dois les mentionner ici d'une manière toute spéciale.

Je parlerai d'abord des adhérences de l'amnios avec le feuillet séreux et avec le feuillet vasculaire. Il y a d'abord une de ces adhérences qui est normale pendant un certain temps, comme je l'ai déjà dit au commencement de mon mémoire. Cette adhérence c'est le pédicule amniotique ; je l'ai souvent rencontrée dans des œufs couvés dans l'incubation verticale ; je l'ai également presque toujours rencontrée dans les œufs à coquille rendue imperméable à l'air par moitié. J'ai déjà indiqué plus haut comment la permanence du pédicule amniotique pouvait amener un déplacement de l'allantoïde ; c'est un point sur lequel je ne reviendrai pas ici. Dans ces conditions, l'adhérence de l'amnios au feuillet séreux s'explique par la permanence d'une condition normale, mais transitoire et de peu de durée.

Mais dans beaucoup de circonstances, cette adhérence n'était pas la seule. Le pédicule amniotique s'insère sur la partie de l'amnios qui correspond à la région lombaire de l'embryon. Or j'ai souvent constaté l'existence d'une autre adhérence occupant la partie de l'amnios qui correspond à la région céphalique de l'embryon, et particulièrement à l'œil droit. Cette nouvelle adhérence, qui d'ailleurs coexistait toujours avec la première, était évidemment accidentelle. Il en était de même d'une autre adhérence, que j'ai également plusieurs fois rencontrée, et qui faisait en quelque sorte le pendant de la première ; c'est une adhérence entre le feuillet vasculaire et la partie de l'amnios qui répond à l'œil gauche.

J'ai observé ces trois sortes d'adhérences, qui occupaient toujours la même position sur un grand nombre d'embryons normaux et anormaux. Jusqu'à quel point peut-on leur attribuer un rôle dans la production des anomalies ? c'est ce que je ne me permettrai point de décider. Je me contenterai seulement de faire remarquer qu'elles sont probablement un obstacle à l'accroissement de l'amnios, et que, par suite, elles peuvent gêner l'embryon dans son développement normal. Je crois également, mais sans pouvoir aujourd'hui appuyer encore ma manière de voir sur des faits bien certains, que ces brides amniotiques extérieures sont le point de départ des brides amniotiques intérieures, c'est-à-dire de brides étendues de la face interne de l'amnios jusqu'à certaines parties de l'embryon, brides que j'ai déjà eu occasion de décrire dans un de mes mémoires imprimés. Je n'ai pas besoin de rappeler d'ailleurs, ce que tous les physiologistes savent, que Geoffroy-Saint-Hilaire a souvent insisté sur l'existence de ces brides, qui unissent certaines parties de l'embryon ou du fœtus monstrueux à certains points de ses membranes, et qu'il a vu dans l'existence de ces brides le point de départ d'un certain nombre de monstruosités. Mes observations auront peut-être pour résultat de confirmer et d'étendre ces vues de Geoffroi-Saint-Hilaire en montrant qu'il y a un certain nombre de points déterminés, de lieux d'élection pour la formation de ces adhérences dont le rôle paraît être fort important dans la tératogénie.

J'ai eu également occasion de constater un certain nombre d'arrêts de développement de l'amnios. Ainsi j'ai vu plusieurs fois cette membrane réduite au capuchon céphalique ; dans d'autres circonstances j'ai constaté la permanence de l'ombilic amniotique qui, dans certains cas, était encore très-considérable, et laissait voir à l'extérieur une partie plus ou moins considérable de la tête et du tronc de l'embryon. J'ai tout lieu de croire que ces arrêts de développement de l'amnios peuvent, dans certains cas, devenir le point de départ de formations tératologiques.

Je puis, à ce sujet, citer un fait très-curieux que j'ai eu récemment occasion d'observer. Dans un embryon ouvert au huitième jour de l'incubation, mais qui avait déjà péri depuis plusieurs jours, j'ai rencontré une semblable disposition de l'amnios, qui était largement ouvert dans toute la région dorsale. Or j'ai pu constater, quoique l'embryon fût déjà dans un état de décomposition assez avancé pour m'empêcher de tout voir, que le rebord supérieur de cette ouverture de l'amnios, rebord formé par la jonction du capuchon céphalique avec le rebord du feuillet séreux, avait contracté des adhérences avec la tête de l'embryon, et je crois, mais je n'ai pu m'en assurer, qu'il en était de même pour le bord inférieur de cette ouverture. Les adhérences de l'amnios avec certaines parties du corps de l'embryon avaient déterminé des anomalies. La tête avait accompli son changement de position, mais le corps, qui était resté couché à plat sur le vitellus, présentait une énorme incurvation au point de jonction de la région cervicale avec la région dorsale. Il semblait que l'amnios n'ayant pu se développer par suite de sa soudure avec l'embryon, celui-ci n'avait pu se développer qu'en se recourbant sur lui-même. Cet embryon présentait également une ectopie du cœur, et une ouverture ombilicale antérieure beaucoup plus considérable que d'ordinaire : malheureusement son état de décomposition ne m'a pas permis de bien apprécier toutes les conditions de cette ectopie.

J'aurai encore occasion dans le cours de ce mémoire d'indiquer quelques autres faits du même genre, et dans lesquels des adhésions récentes anormales coexistaient avec des anomalies plus ou moins graves.

Je me crois donc en droit d'admettre que ces adhérences accidentelles constituent un élément important de l'histoire des anomalies ; mais je n'ai pas encore réuni un nombre de faits suffisants pour pouvoir établir d'une manière bien certaine leur véritable rôle ; pour décider, par exemple, si elles constituent, dans tous les cas, comme Geoffroy-Saint-Hilaire avait cru pouvoir l'admettre, le point de départ des événements tératologiques, ou si elles ne seraient elles-mêmes que le résultat d'événements tératologiques antérieurs. Peut-être quand j'aurai, pendant quelque temps encore, multiplié mes observations, me sera-t-il possible de résoudre la question, et de placer une théorie là où il n'y a encore qu'une accumulation de faits.

Je passe maintenant à la description de plusieurs cas très-curieux dont je ferai ressortir les particularités les plus remarquables.

Un œuf qui avait été recouvert d'une couche annulaire d'huile parallèlement à son grand axe fut mis en incubation le 6 juin 1861, et ouvert le 17 juin.

J'avais constaté par le mirage que l'embryon vivait encore le 15 juin ; il avait donc vécu au moins pendant neuf jours. J'avais pu également constater pendant la vie l'existence des battements du cœur, et les faire constater par d'autres : ce fait insolite m'avait permis de diagnostiquer sur l'œuf une ectopie complète du cœur.

L'examen que j'en ai fait m'a prouvé que je ne m'étais point trompé ; mais en même temps j'ai trouvé des anomalies plus remarquables encore. L'amnios était complètement fermé et présentait le pédicule amniotique ; l'allantoïde était sortie, comme cela a lieu dans l'état normal, au côté droit de l'embryon. Le

cœur était tout-à-fait en dehors de l'ouverture ombilicale, et il se
voyait au-dessus du vitellus, à droite du corps de l'embryon,
qui était resté couché à plat sur le vitellus, et n'avait pas pris
sa position normale sur le côté gauche. Le cœur était très-volu-
mineux, mais complètement renversé sur lui-même ; la région
ventriculaire était supérieure, la région auriculaire inférieure.
Mais cette ectopie n'était pas le fait le plus remarquable : l'embryon présentait, à première vue, un aspect entièrement insolite, car on n'apercevait dans l'amnios que le corps avec les
quatre membres bien formés, mais sans aucune trace de tête ;
et hors de l'amnios, au côté droit, le cœur, et au-dessous du
cœur, l'allantoïde.

En y regardant de près, on finissait par retrouver la tête,
même assez volumineuse, mais elle s'était enfoncée dans l'intérieur de la cavité du vitellus. Pour comprendre comment cela
avait pu se faire, il faut admettre que la tête n'ayant point
changé de position, et ne s'étant point tournée à gauche, comme
elle le fait dans l'état normal, avait dû, en se développant et en
se recourbant en avant, pénétrer dans l'intérieur du vitellus en
poussant devant elle d'abord la partie antérieure de l'amnios,
puis le feuillet vasculaire, puis enfin le feuillet muqueux. Ces
trois tuniques ainsi juxtaposées autour de la tête s'étaient sou-
dées à la tête, et il en était résulté une masse informe qui faisait
saillie dans l'intérieur de la cavité du vitellus, et dans laquelle
il était à peu près impossible de distinguer aucun organe.

On voyait seulement, en avant, quelque apparence de lobes
cérébraux, et aussi la région du bec supérieur, à l'époque où
la partie qui donnera naissance aux intermaxillaires ne fait pas
encore de saillie au-delà de la région des maxillaires eux-mêmes.
On voyait à la gauche de cette masse encéphalique un point
noir dont l'existence indiquait la masse de l'œil. Rien de pareil
ne se voyait au côté gauche. Toute cette masse était rouge et
avait été le siége de congestions et d'épanchements sanguins

La masse encéphalique paraissait comme étranglée au point

de mes expériences, signalé ce changement de position comme
étant le point de départ de l'inversion. Deux observations que
j'ai eu tout récemment occasion de faire me donnent lieu de
croire que l'inversion des viscères est la cause et non l'effet du
changement de position de l'embryon, et qu'elle se manifeste
dans l'embryon à une époque notablement antérieure à celle du
changement de position. On sait en effet que le cœur, lorsqu'il
commence à se former, occupe d'abord une position médiane,
au dessous de la tête, puis, que par le progrès de son développement il se transforme, de canal rectiligne qu'il était d'abord,
en un canal curviligne, dont la convexité se tourne à droite. Il
en résulte que lorsqu'on étudie l'embryon avant son changement
de position, on voit l'arc formé par le cœur à la droite de l'embryon. Or, j'ai eu récemment occasion d'observer deux embryons non encore retournés et chez lesquels l'arc cardiaque se
voyoit au côté gauche. Je ne puis avoir aucun doute sur l'exactitude de mon observation, car j'ai vu pendant un certain temps,
après l'ouverture de la coquille, les battements du cœur se ma-
nifester dans cette condition insolite. Ces deux faits très-curieux
à beaucoup d'égards, quand on les considère en eux-mêmes, me
paraissent d'autant plus intéressants que, dans mon opinion du
moins, ils me donnent une explication toute simple du fait [de
l'inversion des viscères, ainsi que je le démontrerai dans un
mémoire spécial, où je compte également montrer comment, dans
le cas de monstruosités doubles, où l'un des sujets présente une
inversion, cette inversion de l'un des sujets peut aussi s'expli-
quer de la façon la plus simple et la plus naturelle, en partant
de mes observations actuelles.

L'inversion des viscères me paraît donc être le résultat d'une
modification particulière dans la disposition du cœur, modification qui se produit de très-bonne heure, et qui entraîne à sa suite,
comme une conséquence nécessaire, le changement de position de l'embryon qui se couche par son côté droit sur le vitellus.
Mais ce changement de position de l'embryon n'est pas toujours

la conséquence du fait de l'inversion. Il arrive assez fréquemment que l'embryon se couche sur le côté droit sans qu'il y ait inversion des viscères, et même sans qu'il y ait aucune monstruosité. C'est un fait dont j'ai certainement rencontré une vingtaine d'exemples depuis deux ans. Il est très-possible que dans un grand nombre de cas, ce changement de position soit tout à fait accidentel, et qu'il se soit produit au moment même où l'on déplace l'œuf pour le mirer ou pour l'ouvrir. Toutefois, ce changement de position peut, dans certains cas, se produire antérieurement à la pénétration du cœur dans la région thoracique. On obtient, dans ces conditions, de très-curieux cas d'ectopie du cœur qui n'ont pas été décrits jusqu'à présent. Dans un de ces cas, le cœur était suspendu à la partie supérieure du côté dorsal de la région cervicale de l'embryon, à peu près, qu'on me passe la comparaison, comme la hotte sur le dos d'un portefaix. Dans un autre cas, plus curieux encore, le cœur était placé au-dessus de la tête. Ces deux si étranges ectopies du cœur s'expliquent de la façon la plus simple : le cœur s'est d'abord constitué, comme dans l'état normal, à la droite de l'embryon. Mais l'embryon se tournant sur le côté droit avant que le cœur n'ait pénétré dans la cavité thoracique, cet organe reste suspendu en arrière du thorax ou au-dessus de la tête et ne peut plus arriver dans la poitrine. Ces deux ectopies du cœur sont au nombre des plus curieuses anomalies qui se soient produites dans mes expériences. J'ai malheureusement perdu la note que j'avais rédigée à l'occasion du second cas, de celui où le cœur était situé au-dessus de la tête ; mais je puis donner quelques détails intéressants sur le premier.

L'œuf avait été mis en incubation le 5 juin 1861 et ouvert le 12 juin.

Le 10, le mirage avait donné des doutes sur l'existence de la vie.

Cet œuf n'avait point été couvert d'huile, mais il avait été placé dans une position verticale, le gros bout en haut. Le changement de position de l'embryon ne s'était encore manifesté d'une manière complète qu'à la tête, qui reposait entièrement sur le côté droit et qui présentait des brides d'adhérences avec l'amnios. Les yeux ne se voyaient point. Le tronc, à l'exception de la région cervicale qui avait suivi le mouvement de la tête, était encore couché à plat sur le vitellus, mais il montrait une tendance à se tourner sur le côté gauche, c'est-à-dire en sens inverse de la tête ; il était du reste couché dans le sens de sa longueur, très-probablement par suite des adhérences de la région encéphalique qui avaient fait un obstacle à son développement rectiligne.

L'amnios existait, mais comme il s'est rompu au moment où j'ai ouvert l'œuf, je n'ai pu me rendre compte de sa disposition qui eût été fort intéressante à connaître ; j'ai constaté également l'existence de l'allantoïde qui était sortie au côté droit.

J'ai maintenant à décrire un certain nombre d'anomalies qui se sont caractérisées par une ectopie totale ou partielle du cœur, et dans lesquelles cet organe se trouvait plus ou moins complètement en-dehors de la cavité thoraco-abdominale et faisant hernie au travers de l'ouverture ombilicale encore fort large. Je ne décrirai point ici tous les faits de ce genre que j'ai observés, parce que cela m'exposerait à des répétitions inutiles ; je choisirai seulement dans mon journal d'expériences un certain nombre de faits nettement caractérisés.

N° 1. — Œuf mis en incubation le 6 juin 1861, ouvert le 17 juin ; la vie avait été constatée le 15 juin.

La moitié de la coquille correspondant au gros bout avait été huilée ; l'allantoïde se dirigeait vers le petit bout. Dans cet embryon le cœur tout entier était en dehors de l'ouverture ombilicale ; l'embryon était entièrement couché sur le côté gauche.

N° 2. — Œuf mis en incubation le 6 juillet et ouvert le 18 juillet.

La coquille de l'œuf avait été vernie dans une de ses moitiés parallèlement au grand axe ; l'embryon était mort. L'allantoïde avait le diamètre d'une pièce de 5 fr. et se dirigeait, comme d'ordinaire, vers la chambre à air. Inégalité très-manifeste de volume entre les yeux et les lobes optiques : l'œil droit et le lobe optique droit étant notablement plus petits que l'œil gauche et le lobe optique gauche. Ectopie partielle du cœur : la région auriculaire occupait sa position normale à la partie supérieure de la région thoracique, tandis que la région ventriculaire sortait au dehors de la cavité abdominale par la cavité ombilicale largement ouverte.

La région auriculaire et la région ventriculaire de cet organe sont à une assez grande distance l'une de l'autre et séparées par un conduit particulier qui n'est autre chose que le canal auriculo-ventriculaire persistant, et qui, dans le cas actuel, avait une étendue presque aussi considérable que celle de chacune des deux régions qu'il sépare.

Je dois faire remarquer ici que, dans la note que j'ai présentée à l'Académie au mois d'août dernier, j'ai, par mégarde, donné à ce conduit le nom de *détroit de Haller*. Le détroit de Haller est en effet un autre organe : le petit canal qui sépare le bulbe artériel de la région ventriculaire.

Cette méprise de ma part ne peut d'ailleurs rien changer à la description que je donne ici, puisqu'elle porte uniquement sur une dénomination inexacte.

Ce genre particulier d'ectopie du cœur a un grand intérêt à divers égards. D'abord, c'est la première fois qu'on le signale, soit chez le poulet, soit dans l'espèce humaine où les ectopies du cœur ont été si souvent l'objet des études des anatomistes. Je soupçonne cependant que c'était le genre d'ectopie observé par

Geoffroy-Saint-Hilaire dans l'un des monstres artificiels dont il a donné la description. Je n'ai pas actuellement sous les yeux le mémoire de Geoffroy-Saint-Hilaire, mais je lis dans le *Traité de Tératologie* d'Isidore Geoffroy-Saint-Hilaire la phrase suivante : « Dans ce poulet célosome, l'éventration avait entraîné avec elle le cœur qui était devenu visible à l'extérieur, quoique en grande partie enfoncé dans le thorax. Le sternum ne se prolongeait pas inférieurement aussi loin qu'à l'ordinaire. »

Cette indication, fort incomplète d'ailleurs, me paraît indiquer un fait comparable au mien ; toutefois il y est mention du sternum, tandis que dans mon embryon je n'y ai rien trouvé de semblable. Mais cette différence n'est très-probablement qu'une question d'âge. En effet, l'embryon observé par Geffroy-Saint-Hilaire avait été soumis à l'incubation dans la position verticale, position qui, ainsi que je l'ai dit plus haut, n'est point un obstacle absolu au développement complet de l'embryon, tandis que, dans mes expériences sur les œufs à coquille rendue, par moitié, imperméable à l'air, je n'ai jamais vu la vie se prolonger au delà d'une certaine limite.

Je dois faire remarquer également que cette ectopie partielle du cœur est l'un des faits que j'ai le plus fréquemment observés dans mes expériences sur la production des monstruosités. J'en ai bien rencontré une douzaine d'exemples au mois de juin et au mois de juillet de l'année dernière. Je ne les mentionne point tous dans mon mémoire actuel pour éviter de fastidieuses et inutiles redites, et je me contenterai d'en indiquer quelques-unes dans lesquelles, comme dans l'observation précédente, cette anomalie s'accompagnait d'anomalies toutes différentes ; tandis que, dans certains cas, elle constituait le seul événement tératologique que présentaient mes embryons.

N° 3. — Œuf mis en incubation le 6 juin 1861, ouvert le 17 juin ; couvert d'huile dans une moitié parallèle au grand axe.

L'embryon était mort depuis longtemps, et déjà trop altéré pour permettre une étude complète ; toutefois je le mentionne ici parce qu'il m'a présenté des particularités fort curieuses. Le corps ne s'était point retourné, tandis que la tête s'était placée sur le côté gauche ; le train postérieur du corps présentait une atrophie notable ; il y avait une fente à la région lombaire qui indiquait probablement l'existence d'un *spina bifida* ; mais, n'ayant pu m'en assurer, je n'indique ce fait qu'avec un point de doute. Les membres postérieurs étaient notablement plus petits que les membres antérieurs, et, parmi les membres postérieurs, le membre gauche présentait, par rapport au membre droit, une atrophie notable. Il avait la même longueur, mais la région pédieuse était beaucoup plus étroite, et très-probablement il y avait eu une diminution dans le nombre des doigts. Le lobe optique droit était plus petit que le gauche.

Nº 4. — Œuf mis en incubation le 6 juillet, ouvert le 17 juillet. La coquille avait été huilée dans la moitié qui correspond au gros bout ; l'embryon avait péri depuis quelques jours ; l'amnios était complètement formé et distendu par l'accumulation d'un liquide transparent : je n'ai pu voir de trace d'allantoïde. L'ouverture ombilicale était très-large : le cœur tout entier, ventricules et oreillettes, faisait saillie en dehors de la cavité thoraco-abdominale. L'embryon était entièrement couché sur le côté gauche. A la tête, le lobe optique droit était plus petit que celui de gauche ; les yeux étaient complètement atrophiés et leur existence simplement indiquée par des points noirs. Très-probablement la face présentait des anomalies, mais l'état déjà altéré de l'embryon ne m'a pas permis de les soupçonner. Mais ce qu'il y avait surtout de remarquable dans le fait que j'étudie, c'était une absence complète des membres postérieurs. Le corps se termi-nait en arrière par un petit crochet formé par l'extrémité caudale repliée sur la colonne vertébrale.

3

Il y avait là, comme on le voit, un cas très-curieux de ce genre de monstruosité qu'Isidore Geoffroy-Saint-Hilaire a décrit sous le nom d'*ectromélie bis-abdominale*.

N° 5. — Œuf mis en incubation le 6 juillet, ouvert le 14. La coquille avait été couverte d'huile dans une moitié parallèle au grand axe. L'embryon était vivant et placé d'une manière normale. Ectopie partielle du cœur tout à fait semblable à celle qui a été décrite plus haut. Inégalité remarquable des membres inférieurs ; le membre inférieur gauche étant notablement plus petit que le membre inférieur droit.

N° 6. — Œuf mis en incubation le 12 février, ouvert le 26. La coquille de l'œuf avait été couverte d'huile dans une moitié parallèle au grand axe. L'embryon vivait encore au moment de l'ouverture de la coquille, mais le sang avait déjà une teinte livide et qui indiquait bien évidemment un commencement d'asphyxie. L'allantoïde était déjà bien développée : elle adhérait à l'amnios à l'endroit où se trouve le pédicule amniotique. L'ouverture ombilicale était très-largement-béante et laissait en dehors d'elle le cœur tout entier, dont la région auriculaire était fortement distendue par le sang, et le foie lui-même. C'est, comme on le voit, une particularité fort remarquable et différente de toutes les ectopies que j'ai précédemment décrites. Mais il y a de plus dans cet embryon une autre particularité non moins remarquable : c'est une hyperencéphalie tout à fait comparable à celle que j'ai décrite dans un de mes mémoires précédents et qui m'avait été présentée par un embryon soumis à l'incubation dans un œuf placé verticalement. Toute la masse encéphalique était en dehors et au-dessus de la tête où elle formait une tumeur blanche et mamelonnée. L'œil gauche est bien développé, mais l'œil droit manque complétement ; sa place n'est indiquée que par une simple fente linéaire qui représente l'orbite. La mandibule supérieure est notablement plus petite que la mandibule inférieure ; elle est de plus notablement déviée de sa position naturelle, de telle sorte qu'il y a un défaut de correspondance entre les deux mandibules. J'ai cherché si, comme dans le cas décrit par moi, il y a deux ans, la tumeur encéphalique ne présentait pas de brides d'adhérences, mais je n'ai pu en constater l'existence.

Ce fait, très-remarquable à beaucoup d'égards, présente la coexistence de deux germes de monstruosités, la *célosomie* et l'*hyperencéphalie* : monstruosités dont Is. Geoffroy-Saint-Hilaire avait déjà signalé la fréquente coexistence, et dont, par conséquent, l'association sur un même sujet dans un monstre appartenant à l'espèce de la poule, n'est que la répétition de faits déjà signalés en tératologie humaine. J'ai déjà, dans mon travail précédent, fait ressortir tout ce qu'il y a de curieux dans ces coexistences. J'ajouterai seulement ici que ce nouvel hyperencéphale m'a présenté un défaut de symétrie de la face, et une absence de l'œil droit, tout à fait comparables à de semblables faits signalés par M. Belhomme dans un hyperencéphale humain dont il a donné la description.

Nº 7. — Œuf mis en incubation le 12 février, ouvert le 26 février. Une moitié de la coquille de l'œuf avait été couverte d'huile parallèlement à son grand axe. L'embryon était déjà mort depuis quelques jours. Ectopie partielle du cœur tout à fait comparable à celles que j'ai décrites plus haut. Mais j'ai eu occasion, en observant cet embryon, de constater un fait très-remarquable et qui a une grande importance pour la théorie des monstruosités : c'est l'existence d'une bride d'adhérence entre la région ventriculaire du cœur, qui fait hernie au travers de l'ouverture ombilicale, et la partie du feuillet vasculaire qui revêt immédiatement le feuillet muqueux et le vitellus en dehors de l'embryon. C'est très-probablement cette bride qui avait retenu le ventricule du cœur en dehors du corps, et qui l'avait empêché de prendre sa place dans l'intérieur de la cavité thoraco-abdominale. Existait-il quelque chose de semblable dans tous les faits que j'ai décrits précédemment? Je n'avais jusque-là remarqué aucune adhérence de ce genre, mais je n'oserais point affirmer qu'il n'y en ait point existé, car il arrive bien souvent, dans les études de pure observation, de ne trouver que ce l'on cherche, et de laisser inaperçu ce que l'on ne cherche point. Il ne serait pas impossible d'ailleurs que de semblables adhérences puissent exister seulement pendant un certain temps, de manière à produire leur effet, qui est le déplacement de certains viscères, et à disparaître après que leur effet a été produit. Je ne puis évidemment qu'indiquer ces questions, peut-être un jour la multiplicité des observations me permettra-t-elle de les résoudre. Cet embryon m'a présenté de plus, comme le précédent, une hyperencéphalie complète, et tout à fait semblable à celle que je viens de décrire. La tumeur encéphalique ne présentait aucune bride d'adhérence. Les yeux manquaient complétement, et les orbites étaient représentés par de simples fentes. Du reste, la région faciale était symétrique.

N° 8. — Œuf mis en incubation le 19 février, ouvert le 1ᵉʳ mars. Une moitié de la coquille parallèle au grand axe avait été couverte d'huile. L'embryon était mort; la tête s'était tournée sur le côté gauche : le corps était resté couché à plat sur le vitellus. L'allantoïde m'a présenté une disposition fort remarquable, et que j'ai observée pour la première fois. Elle sortait, comme d'ordinaire, de l'ouverture ombilicale, dans la région droite de cette ouverture, et à gauche du pédicule intestinal et de la vésicule ombilicale. Mais au lieu de s'élever verticalement vers la coquille entre le feuillet séreux, l'amnios et le feuillet vasculaire, elle avait pénétré au-dessous de l'amnios, et était venue chercher le feuillet séreux en contournant l'embryon et l'amnios par leur face inférieure. Elle était venue cependant s'arrêter, comme je l'ai presque toujours vu dans mes expériences, contre le pédicule amniotique, mais par le côté de ce pédicule opposé à celui où cette rencontre se fait dans les autres cas. Cette disposition de l'allantoïde ne s'est présentée jusqu'à présent que cette seule fois dans mes expériences. Elle constitue l'un des plus curieux résultats de mes recherches, et en même temps l'un des plus inattendus. On conçoit, du reste, que ces conditions nouvelles aient été un obstacle au développement de l'allantoïde, ainsi resserrée dans un très-petit espace. Il est très-probable que ce défaut de développement de l'allantoïde a été un obstacle à l'accomplissement de l'hématose, et que c'est lui qui a causé la mort. Le cœur était tout entier en dehors de la cavité abdominale et de l'ouverture ombilicale. J'ai constaté, comme dans le cas précédent, l'existence d'une très-petite bride qui s'étendait depuis l'intervalle qui sépare la région auriculaire et la région ventriculaire jusqu'au pédicule de la vésicule ombilicale. Je n'ai pas besoin d'insister sur la ressemblance que ce fait présente, relativement à cette bride, avec celui que j'ai précédemment décrit.

Telles sont les plus remarquables anomalies que j'ai rencontrées, et qui toutes, pour un motif ou pour un autre, présentent un assez grand intérêt; mais elles ne sont point les seules, et j'ai eu souvent occasion de constater dans mes expériences des faits qui s'éloignaient plus ou moins de l'état normal. Je les indiquerai ici en bloc, et sans entrer dans des détails qui n'auraient en réalité aucune sorte d'intérêt.

C'est ainsi que j'ai observé bien souvent une inégalité plus ou moins grande entre le volume des deux yeux. Cette inégalité pouvait aller jusqu'à l'atrophie complète. Du reste, cet arrêt de développement portait indifféremment sur l'un ou sur l'autre œil. L'atrophie d'un œil était souvent, mais non toujours, accompagnée de l'atrophie du lobe optique correspondant.

J'ai observé aussi à diverses reprises des torsions de la colonne vertébrale. J'en ai donné quelques exemples dans les observations précédemment rapportées. Ces torsions sont d'ailleurs de diverses natures. J'ai déjà parlé du changement de position que prend l'embryon par rapport au vitellus : quand ces changements ne se font qu'incomplètement, ou quand ils se font en sens inverse de la direction normale, il en résulte évidemment des torsions de l'axe du corps. De plus, la colonne vertébrale, lorsque le corps de l'embryon ne change point de position par rapport au vitellus, ou lorsque la tête seule exécute son changement de position, peut elle-même éprouver des incurvations latérales qui sont souvent très-prononcées. J'ai tout lieu de croire que ces torsions ou ces incurvations de la colonne vertébrale jouent un rôle assez important dans l'histoire des anomalies observées dans l'espèce humaine, et particulièrement celle des monstruosités célosomiques et acéphaliques, nous en offre un grand nombre d'exemples.

Malheureusement mes observations sur ce sujet ne sont encore ni assez nombreuses ni assez complètes pour que je puisse chercher à établir la place qu'occupent ces phénomènes particuliers dans l'histoire des anomalies.

J'ai constaté également, dans un cas, une atrophie complète du membre inférieur gauche. Dans ce cas, l'anomalie coexistait avec l'atrophie des yeux, qui étaient à peine indiqués par des points noirs.

Je pourrais encore indiquer ici des cas assez nombreux d'hydrocéphalie et de *spina bifida*. Mais je dois dire que mes observations à ce sujet sont encore trop incomplètes pour me permettre de les indiquer avec la rigueur et l'exactitude qui sont la condition de tout travail scientifique. Et la raison en est facile à concevoir : ces anomalies sont essentiellement constituées par des arrêts de développement ; aussi est-il souvent fort difficile de les reconnaître sur l'embryon, et de déterminer dans bien des cas, d'une manière précise, la limite où finit l'état normal et où l'anomalie commence. C'est pourquoi j'ai cru devoir, dans ce travail, complétement réserver tout ce qui se rapporte à ces deux ordres d'anomalies : mes travaux ultérieurs me permettront peut-être un jour de combler cette lacune de mes recherches actuelles.

Voilà l'ensemble des faits que j'ai pu recueillir dans une série d'expériences que j'ai commencées il y a onze ans, en 1851, et que j'ai poursuivies depuis cette époque en y employant tous les moments de loisir que j'ai pu me réserver parmi mes autres occupations.

Le temps considérable que j'ai dû consacrer à ces recherches s'explique d'ailleurs par la difficulté extrême du sujet, où je n'avais pour me guider que quelques indications fort incomplètes de Geoffroy-Saint-Hilaire, et où j'ai dû par conséquent employer un temps fort long à l'invention des procédés mêmes d'expérimentation.

Je puis de plus ajouter qu'aujourd'hui encore mes appareils sont loin de fonctionner avec toute la régularité désirable, et que ce n'est qu'à force d'activité et de surveillance que je parviens à en tirer un bon emploi.

Toutefois si, dans la partie expérimentale de mon travail, j'ai tout tiré de moi-même, je dois reconnaître que, dans la partie purement théorique, j'ai été guidé par les admirables travaux des deux Geoffroy-Saint-Hilaire sur la tératologie. Les recherches dont je donne aujourd'hui le résultat auraient été complétement impossibles pour moi, si la classification naturelle des anomalies établies par ces deux savants né m'avait toujours permis de mettre immédiatement à sa place chacun des faits nouveaux qui se sont présentés dans mes expériences. C'est un fait que je me plairai toujours à reconnaître ; malheureusement, pourquoi faut-il que l'expression de ma reconnaissance ne puisse plus s'adresser aujourd'hui qu'à deux illustres mémoires !

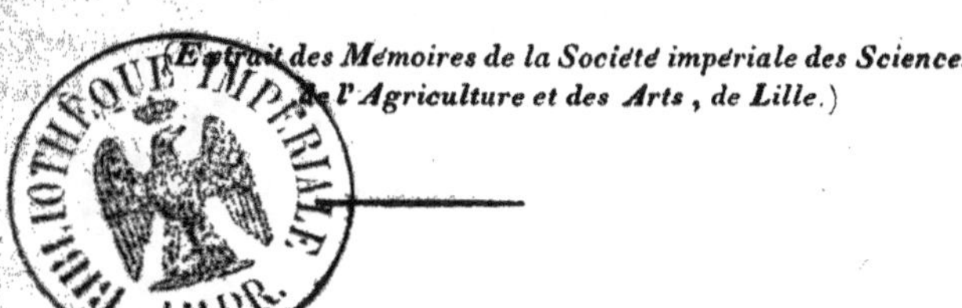

(Extrait des Mémoires de la Société impériale des Sciences, de l'Agriculture et des Arts, de Lille.)

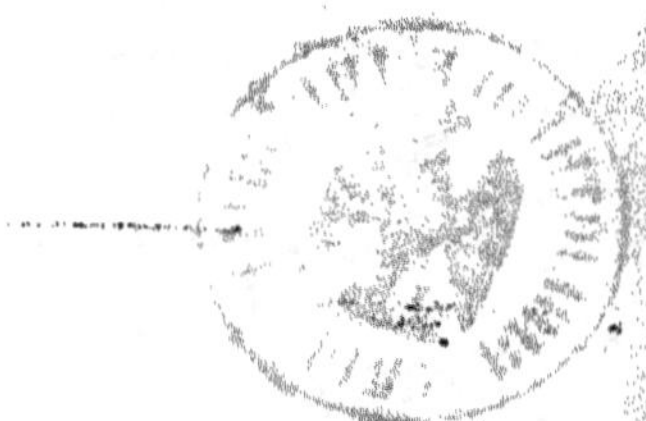

www.ingramcontent.com/pod-product-compliance
Lightning Source LLC
LaVergne TN
LVHW021754060726
842528LV00003B/949